Anne Pape
Heben und heben lassen

FACHBUCHREIHE KRANKENGYMNASTIK
Physikalische Therapie-Prävention-Rehabilitation
Herausgeberin: Anneliese tum Suden-Weickmann

Anne Pape

Heben und heben lassen

Heben und Tragen bewegungsbehinderter Menschen

2., neu bearbeitete Auflage

Pflaum Verlag München

Autorin:

Anne Pape, leitende Krankengymnastin des Rehabilitationszentrums für Querschnittgelähmte der Stiftung Orthopädische Universitätsklinik Heidelberg

Entstanden 1983 und 1988 in dem Rehabilitationszentrum für Querschnittgelähmte der Stiftung Orthopädische Universitätsklinik Heidelberg

Unter Mitarbeit von:

Horst Busse (Karikaturen)
Horst Brünler (Fotografie)
Dieter Klüppelberg (Physik)
Horst Kramer (Techn. Zeichnungen)

CIP-Titelaufnahme der Deutschen Bibliothek

Pape, Anne:
Heben und heben lassen : Heben und Tragen
bewegungsbehinderter Menschen / Anne Pape. [Hrsg.: Anneliese tum
Suden-Weickmann. Enstanden 1983 in d. Rehabilitationszentrum
für Querschnittgelähmte d. Orthopäd. Klinik u. Poliklinik d. Univ.
Heidelberg. Unter Mitarb. von: Horst Busse . . .].
– 2. Aufl. – München : Pflaum, 1990
  (Fachbuchreihe Krankengymnastik)

ISBN 3-7905-0548-X

Copyright 1990 by Richard Pflaum Verlag GmbH & Co. KG, München
Bad Kissingen · Baden-Baden · Berlin · Düsseldorf · Heidelberg
Alle Rechte, insbesondere die der Übersetzung, des Nachdrucks, der Entnahme von Abbildungen, der Funksendung, der Wiedergabe auf fotomechanischem oder ähnlichem Wege und der Speicherung in Datenverarbeitungsanlagen, bleiben, auch bei nur auszugsweiser Verwertung, vorbehalten.
Satz und Binden: Pustet, Regensburg
Druck: Pflaum, München

Inhalt

Geleitwort 7

Vorwort 11

Einleitung 13

Grundregeln zum Heben und Tragen 17

Anleitungen:
  1. Aufsetzen eines Patienten aus Rückenlage zum Langsitz 23
  2. Verlagerung eines Patienten in Richtung Kopfende des Bettes . . 27
  3. Anheben eines Patienten aus Rückenlage 31
  4. Übersetzen aus dem Rollstuhl – mit zwei Helfern – 36
  5. Übersetzen aus dem Rollstuhl – mit einem Helfer – über die sog. »Wippe« 40
  6. Gebrauch zusätzlicher Hilfsmittel und Hilfen beim Übersetzen . 50
  7. Entlasten des Gesäßes bei längerer Belastung im Rollstuhl . . 57
  8. Ankippen eines Patienten bei Auftreten von Kreislaufschwierigkeiten 61
  9. Überwinden einer Bordsteinkante mit dem Rollstuhl 64
 10. Transport eines Patienten im Rollstuhl über die Treppe 67
 11. Tragen eines Patienten – mit zwei Helfern – »australischer Hebegriff« 74

12. Anwendung des »australischen Hebegriffes« beim Heben eines Patienten vom Boden in den Rollstuhl 78

13. Aufsetzen eines Patienten in den Rollstuhl vom Boden 81

14. Vorstellung der dargestellten Hilfsmittel 85

15. Physikalische und funktionell-anatomische Gesichtspunkte zum »richtigen« Heben 88

Literaturhinweise 93

Geleitwort

Für viele körperlich schwerbehinderte Personen manifestierte sich die Behinderung am nachdrücklichsten in der Beschränkung oder dem Verlust der Eigenmotilität, in der Unfähigkeit, sich von einem Ort zum anderen zu begeben, nicht selten schon aus dem Unvermögen, sich aus liegender Position aufzusetzen oder aufzustellen.
Für die pflegerische Versorgung dieses Personenkreises, also vor allem für Gelähmte oder für Personen mit ausgedehnten Gelenkversteifungen, mit Gliedmaßenverlusten oder chronischen Muskelerkrankungen, aber auch bespielsweise für Patienten mit schweren Herz-Kreislauferkrankungen oder für geriatrisch Kranke ergeben sich deshalb große Schwierigkeiten aus der Einschränkung der Bewegungsfähigkeit. Die Frage, wie etwa ein schwergewichtiger tetraplegischer Mann ohne aufwendige technische Hilfe aus dem Bett in den Rollstuhl verbracht werden soll, erweist sich nicht selten als unlösbar mit der Folge, daß dieser Behinderte zu überwiegender oder vollständiger Bettlägrigkeit gezwungen ist.
Als Hilfe zur Bewältigung derartiger Schwierigkeiten legt Anne Pape eine praktische Arbeitsanweisung mit dem Titel »Heben und heben lassen« vor.
Natürlich soll diese Formulierung, die einem glücklichen Einfall entsprang, Aufmerksamkeit erwecken. Sie verkehrt den passiven Tenor einer Philosophie des »Leben und leben lassens« in ein gezielt aktives Programm des Umgangs zwischen der behinderten Person und ihrem Helfer.
Bei Zugrundelegung dieses Programms und bei Nutzung der darin geschilderten Techniken erweist sich die Überwindung der Bewegungsbehinderung nämlich als *gemeinsame* Aufgabe für den Behinder-

ten und den Helfer. Es handelt sich also nicht, wie wir es sonst vielfach aus der Pflege von schwerkranken Personen kennen, um Regeln für den unvermeidlichen Umgang mit einem »Objekt«, sondern für das Zusammenwirken zweier »Subjekte«. Während die nichtbehinderte Person, also der Helfer, seine eigenen Leistungs- und Bewegungsmöglichkeiten nutzbringend und kompensierend zur Verfügung stellt, intendiert der Betroffene, der Behinderte, die angestrebten Bewegungsabläufe trotz des Funktionsausfalls in den Bewegungsorganen, denkt sie mit, läßt sie als partnerschaftliche Leistung so günstig und kräftesparend wie möglich ablaufen.

Das »Sich heben lassen« wird also zu einer wesentlichen Eigenfunktion der behinderten Person, ihr Mitwirken führt zu einer gemeinsamen partnerschaftlichen Leistung und stellt damit nicht selten einen bedeutsamen Schritt der Rehabilitation dar.

Die hier geschilderten Techniken des »Hebens und Heben lassens« gründen auf jahrelanger Erfahrung im praktischen therapeutischen Umgang mit querschnittgelähmten Personen und in der vielfachen Umsetzung dieser Erfahrungen in ein pädagogisches Konzept zur Unterrichtung von professionellen Helfern und von Angehörigen schwerbehinderter Erwachsener und Kinder. Sie erstreben als oberstes Prinzip den schonenden und kräftesparenden Einsatz der kostbaren menschlichen Arbeitskraft – gerade bei der Langzeitpflege des Schwerbehinderten muß die Belastung der Helfer so gering wie möglich gehalten, müssen die vorhandenen Kräfte so schonend wie möglich eingesetzt werden.

Ein weiterer Gesichtspunkt ist das Bemühen um ein möglichst geringes Maß an Abhängigkeit von technischen Hilfen bei der pflegerischen Versorgung Schwerbehinderter. Es sei darauf verwiesen, daß die hier empfohlenen Techniken des Hebens und Tragens von körperlich schwerbehinderten Personen bei konsequenter Anwendung auch von Helfern geleistet werden können, die nicht über überdurchschnittliche Kräfte und einen hochtrainierten körperlichen Leistungsstand verfügen.

Es sollen damit Möglichkeiten eröffnet werden, um den Verbleib einer schwerbehinderten Person in seiner gewohnten Umgebung, in der Familie, unter seinen Freunden zu sichern und die Unterbringung in Pflegeinstitutionen, wenn möglich, zu vermeiden.

Gleichzeitig möge diese Schrift den mit der Pflege und Behandlung befaßten Helfern innerhalb wie außerhalb der Institutionen als praxisnahe Anleitung zum verbesserten und erleichterten Umgang mit den ihnen anvertrauten behinderten Personen dienen.

Professor Dr. med. V. Paeslack
Leiter des Rehabilitationszentrums
für Querschnittgelähmte
an der Stiftung Orthopädische Klinik
der Universität Heidelberg,
(Direktor: Prof. Dr. med. H. C. Cotta)

Vorwort
zur 2. Auflage

Wichtige Impulse zur weiteren Bearbeitung des Themas »Heben und Tragen« haben der regelmäßige Umgang mit Helfern in Hebesituationen, der Erfahrungsaustausch mit den Betroffenen selbst sowie das Unterrichten von verschiedenen Berufsgruppen und Laienhelfern gesetzt.
Die Unterweisung in die Techniken des Hebens und Tragens sind inzwischen an vielen klinischen und rehabilitativen Institutionen zum festen Bestandteil der praktischen Ausbildung geworden. Ökonomisches Bewegungsverhalten im Umgang mit bewegungsbehinderten Menschen ist lehrbar und lernbar.
Die vorwiegend an querschnittgelähmten Patienten gesammelten und zusammengestellten Erfahrungen konnten auf weitere Personenkreise übertragen werden, z. B. auf Patienten mit progredienten Muskelerkrankungen, auf Personen mit Gelenkversteifungen, auf Kranke in geriatrischen und akutversorgenden Abteilungen.
Helfer und Angehörige wurden durch diese Veröffentlichung ermutigt, zur Erweiterung des Alltags bewegungsbehinderter Menschen beizutragen, ohne selber Schaden am eigenen Haltungs- und Bewegungsapparat zu nehmen. Betroffene selber wurden angeregt, Hilfeleistungen bereitwillig zu akzeptieren oder notwendige Hilfestellungen, bezogen auf ihre körperliche Situation, eigeninitiativ zu entwickeln.
Die vorliegende 2. Auflage wurde überarbeitet und ergänzt. Das Bildmaterial wurde z. T. erneuert, anschaulicher zusammengestellt und beschriftet. Bewährte Anleitungen, z. B. zum Verlagern im Bett oder zum Aufsetzen eines Patienten im Rollstuhl vom Boden, wurden hinzugefügt. Zum leichteren Verständnis wurden bewährte Unterscheidun-

gen von Grifftechniken, z. B. der »Wagenhebergriff« und der »Baggergriff«, eingeführt.

Mein Dank gilt allen, die durch engagierte Mitarbeit zur Entstehung und Veröffentlichung der Neuauflage beigetragen haben.

Heidelberg, 1989 *A. Pape*

Einleitung

Durch die medizinische und technische Weiterentwicklung in der Behandlung von körperlich schwerbehinderten Personen sind in den letzten Jahren durch Mitarbeiter verschiedener Berufsgruppen die Voraussetzungen für eine ganztägige Belastbarkeit im Rollstuhl geschaffen worden. Je nach Ausmaß der eingetretenen körperlichen Behinderung bleiben einige dieser Personen in der Gestaltung des täglichen Lebens in unterschiedlicher Weise von Hilfeleistungen des sie umgebenden Personenkreises abhängig. Diese Hilfeleistungen beziehen sich u. a. auf die neu eingetretene Rollstuhlsituation, z. B. Hilfeleistungen beim Fahren in unebenem Gelände oder über Bordsteinkanten oder auf Hilfeleistungen beim Übersetzen vom Rollstuhl ins Bett, auf die Toilette oder ins Auto.
Erfahrungsgemäß treten bei Mitarbeitern im klinischen und bei Helfern im häuslichen Bereich, die nicht mit den Prinzipien des »richtigen« Hebens und Tragens vertraut sind, durch die Fehlbelastung der Wirbelsäule beim »falschen« Heben häufig Rückenbeschwerden auf. Praktische Einweisungen in die notwendigen Arbeitsvorgänge haben dazu beigetragen, diese Beschwerden zu verringern oder zu vermeiden.
Durch die vorliegende Anleitung ist beabsichtigt, Helfer anzuregen, sich ihre eigenen Bewegungsabläufe zu planen, sich diese bewußt zu machen, zu kontrollieren und evtl. zu korrigieren. Für Unterrichtende an Schulen der medizinischen Assistenzberufe und Mitarbeiterschulungen in Rehabilitationszentren könnte die Anleitung als Unterrichtshilfe zum Thema »Heben und Tragen« dienen und einen Impuls zum Transfer auf andere Krankheitsbilder geben. Den Betroffenen selbst kann diese Anleitung als »Erinnerungsstütze« mitgegeben werden, um notwendige Anweisungen an Helfer außerhalb der Klinik weitergeben zu können.

Anhand verschiedener Alltagssituationen werden ökonomische Arbeitstechniken zum Heben und Tragen bildlich dargestellt, um Helfer zu körperschonendem und kräftesparendem Arbeitsverhalten anzuregen. Durch das Bildmaterial wird veranschaulicht, welcher Bewegungsweg geplant ist, wie der zu Tragende ggf. den Hebevorgang durch seine aktive Mitarbeit unterstützen kann und an welchen Körperabschnitten die Helfer ihn fassen werden. Das Bildmaterial wird ergänzt durch Erklärungen bezogen auf:

– die Ausgangsstellung des Patienten,
– die Ausgangsstellung der Helfer,
– die anzuwendenden Griffe,
– das Kommando für den Hebevorgang,
– das Kommando für den Trage- bzw. Bewegungsvorgang,
– das Kommando für den Bremsvorgang,
– evtl. Abänderungen bei unterschiedlichen Funktionsausfällen,
– Vorschläge zur Benutzung von zusätzlichen kleinen Hilfsmitteln.

Grundregeln werden den bildlich dargestellten Situationen vorangestellt, um zu verdeutlichen, was der Helfer zu vermeiden, was er zu beachten hat. Neben den spezifischen Grifftechniken werden kleinere Hilfsmittel wie das Rutschbrett, die Drehscheibe und der Hebegurt vorgestellt. Diese Hilfsmittel eignen sich für den Transfer von körperlich schwer Behinderten oder von solchen, die durch das Ausmaß ihrer Behinderung kaum mithelfen können. Gleichzeitig erleichtern diese Hilfsmittel körperlich untrainierten Helfern den Hebevorgang.

Leistungsfähige und technisch differenziert konstruierte Hilfsmittel sind zur Erleichterung von Hebevorgängen entwickelt worden. Sie werden angeboten als mechanische und elektrohydraulische Hebevorrichtungen. Diese Hilfsmittel haben sich für alleinstehende Behinderte, für Helfer, die durch Alter oder eigene körperliche Mängel den Hebevorgang zwar unterstützen, aber nicht uneingeschränkt durchführen können und für spezielle Einrichtungen wie Altenheime, Pflegestationen und Krankenhäuser, wenn häufige tägliche Hebevorgänge erforderlich sind, bewährt. Der endgültigen Verordnung einer technischen Hebehilfe sollte eine exakte Einweisung des zu Hebenden selbst und des Helfers in den Umgang mit dem Hilfsmittel vorausgehen. Im häuslichen Bereich sollte z. B. überprüft werden, ob ausreichender Platz für die Benutzung des

Lifters vorhanden ist, ob Bett bzw. Badewanne unterfahrbar sind, wo der Lifter bei Nichtbenutzung abgestellt werden kann und wie der Kundendienst geregelt ist.

Sorgfältige Vorüberlegungen gewähren den sinnvollen Einsatz notwendiger größerer technischer Hilfsmittel.

Grundregeln zum Heben und Tragen

Vermeide

— bei Anstrengungen die Luft anzuhalten!

Beachte

— begleite das Anheben einer Last mit vermehrter Einatmung, die erreichte Hubhöhe mit langsamer Ausatmung,
— begleite das Absetzen einer Last mit angepaßter Ausatmung nach vorheriger tiefer Einatmung.

Vermeide

— eine zu kleine bzw. unsichere Unterstützungsfläche für deinen Körper zu wählen!

Beachte

— vergrößere die Stabilität deines Körpers durch breite Schritt- bzw. Grätschstellung.

Vermeide

— den Rumpf während des Bück-, Hebe-, Trage- oder Absetzvorganges vorzubeugen und den Kopf zur Wahrung optischer Kontrolle nach hinten zu neigen!

Beachte

— hebe und trage bei aufgerichtetem Rumpf,
— kontrolliere deine Kopfhaltung, der Kopf verläßt bei ökonomischem Bewegungsverhalten nie die Körperlängsachse,
— spanne Hals-, Rücken- und Bauchmuskeln an, um die Wirbelsäule aktiv zu stabilisieren,

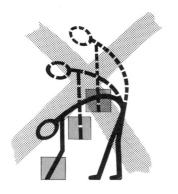 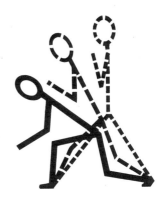

Vermeide

– eine Last mit vorgestreckten Armen zu heben, zu tragen oder abzusetzen!

Vermeide

– ruckhafte Bewegungen bei gebeugter Wirbelsäule auszuführen!

– bücke dich durch Beugung deiner Hüft-, Knie- und Fußgelenke,
– hebe jede Last durch Streckung deiner Hüft-, Knie- und Fußgelenke.

Beachte

– hebe und trage jede Last körpernah durch Beugung der Finger-, Hand- und Ellbogengelenke und Heranziehen der Arme an den Brustkorb,
– verstärke die aktive Stabilisation der gesamten Wirbelsäule durch vermehrte bewußte Spannung der Schulterblattmuskulatur.

Beachte

– hebe die Last nah an den aufrechten Rumpf und trage sie erst dann an den gewünschten Ort,
– *also erst heben, dann tragen,*

– plane beim Heben, Tragen und Absetzen die einzelnen Körperabschnitte kontinuierlich den notwendigen Beschleunigungs- und Bremsvorgängen des gesamten Körpers anzupassen,
– bewege dich durch Verlagerung des Körperschwerpunktes in Hebe- bzw. Tragerichtung.

Vermeide

– dein Gleichgewicht zu verlieren!

Beachte

– balanciere dich während des Hebens und Tragens einer Last immer wieder über der neuen Unterstützungsfläche aus,
– vermeide unnötige Beschleunigungsbewegungen,
– überprüfe deine Stabilität am Ende deines Hebevorgangs, bevor du den Tragevorgang beginnst,
– überprüfe deine Stabilität am Ende des Tragevorgangs, bevor du die Last absetzt.

Vermeide

– auszurutschen oder zu stolpern!

Beachte

– trage sicheres Schuhwerk mit biegsamer, rutschfester Sohle,
– wähle bequeme Kleidung, die eine vergrößerte Schrittstellung zuläßt.

Vermeide

– deine eigenen körperlichen Voraussetzungen zu überschätzen!

Beachte

– überprüfe die allgemeine Kraft und Ausdauer deiner Muskulatur im Verhältnis der zu hebenden Last,

– bedenke die Gegebenheiten deiner Gelenkbeweglichkeit,
– bedenke die Beanspruchbarkeit besonders belasteter Organe, z. B. der Beckenbodenmuskulatur bei weiblichen Helfern,
– bitte um Mithilfe, wenn du dir über das Gelingen des Hebevorganges unsicher bist,
– plane den Hebevorgang gemeinsam mit dem anderen Helfer. Einigt euch über:
  – Ausgangsstellung und Endstellung,
  – die Hebegriffe,
  – den Bewegungsablauf,
  – das Kommando.

Vermeide

– den Patienten in seiner Person zu übergehen.

Beachte

– erkläre dem Patienten die Reihenfolge des geplanten Vorganges, bevor du ihn anhebst oder trägst,
– erkläre an welchen Körperabschnitten du ihn faßt, wenn er mit dem Heben und Tragen noch nicht vertraut ist,
– schätze die Möglichkeit der aktiven Mitarbeit des Patienten ein,
– übe ggf. Teilabschnitte mit dem Patienten vor dem Hebe- bzw. Tragevorgang,
– wähle ein präzises, verständliches Aktionskommando, welches die Mitarbeit des Patienten mit deiner Vorgehensweise koordiniert,

– überprüfe nach Abschluß des Hebe- bzw. Tragevorgangs, ob der Patient bequem liegt bzw. sicher sitzt und ob er sich während der Handhabung sicher gefühlt hat,
– akzeptiere und überprüfe bei Kritik seine Gegenvorschläge.

Vermeide

– Schmerzen bei dem Patienten zu verursachen!

Beachte

– beobachte den Patienten während des Hebens und Tragens,
– nimm Mißempfindungen wahr,
– ändere deine Griffe,
– ändere die Hebemethode,
– bitte um Mithilfe einer zusätzlichen Person,
– setze ggf. Hilfsmittel ein.

1 Aufsetzen eines Patienten aus Rückenlage zum Langsitz

mit einem Helfer und unter Mithilfe des Patienten bzw. unter Zuhilfenahme von kleineren Hilfsmitteln

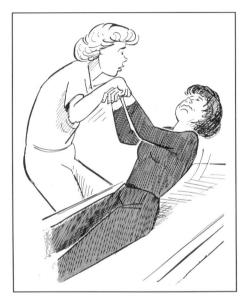

So??

So!!

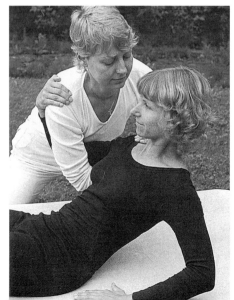

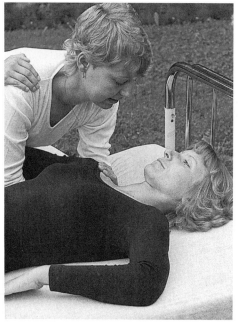

Der Patient beugt seinen linken Arm im Ellbogen und legt seine Handfläche in Taillenhöhe neben seinen Rumpf. Der Helfer steht in breiter Grätschstellung, parallel zum Bett in Höhe des Oberkörpers des Patienten, seine Knie- und Hüftgelenke sind gebeugt. Der Helfer umgreift mit seiner rechten Hand die rechte Schulter des Patienten, während der Patient sich mit dem gleichen Griff an der Schulter des Helfers hält.

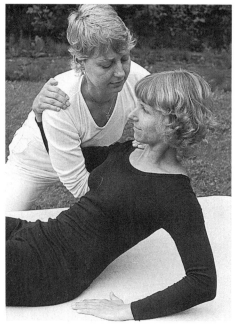

Auf das Kommando »Und – Schulter nach unten spannen – Kopf anheben – Ellbogen strecken« beginnt der Bewegungsablauf zum Aufsitzen des Patienten.

Der Helfer unterstützt den Bewegungsvorgang gleichzeitig durch die eigene Gewichtsverlagerung vom linken auf sein rechtes Bein, unterstützt den Rücken des Patienten während des Aufsetzens und der Patient streckt seinen linken Ellbogen. Patient und Helfer bewegen sich bis zum Ende des Bewegungsweges parallel auf derselben Bewegungsebene. Der Helfer unterstützt den Rumpf des Patienten, bis dieser seine Sitzposition gesichert hat.

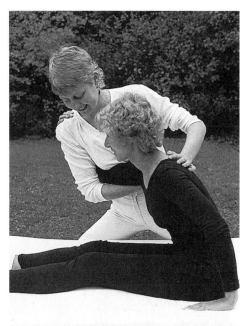

Bettgalgen sollten von Patienten in gleicher Weise benutzt werden. Ein Arm sollte von Anbeginn der Bewegung den Stütz im Langsitz vorbereiten.

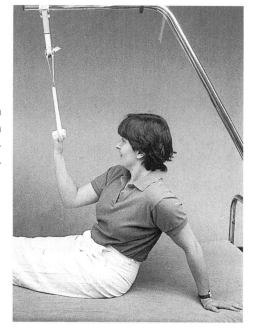

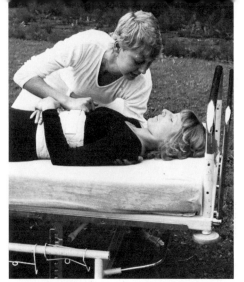

Bei schlechter oder schmerzhafter Schulterfunktion des Patienten wird ein Bauchgurt zum Heben benutzt. Der Patient leitet den Bewegungsvorgang mit aktiver Kopfbewegung ein. Der Helfer übernimmt das Gewicht des Oberkörpers und setzt den Patienten auf, indem er sein eigenes Gewicht vom linken auf sein rechtes Bein verlagert.

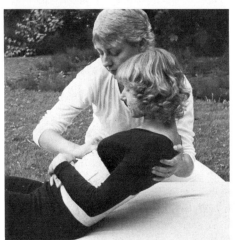

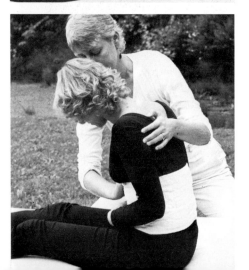

2 Verlagerung eines Patienten in Richtung Kopfende des Bettes

mit zwei Helfern

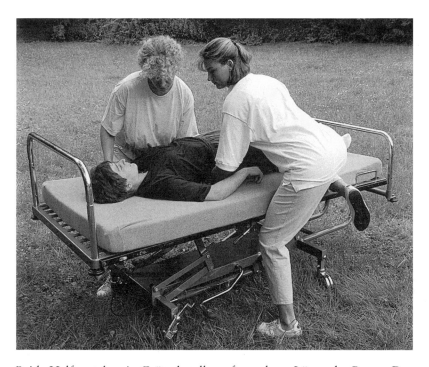

Beide Helfer stehen in Grätschstellung frontal zur Länge des Bettes. Das jeweils zum Fußende des Bettes gerichtete Bein der beiden Helfer wird auf dem Bett abgestützt, somit wird die Ausgangsstellung der Helfer vergrößert (die ökonomische Entlastung des Rückens der Helfer hat in diesen speziellen Fällen Vorrang vor evtl. hygienischen Bedenken).
Unter Nutzung des sog. »Baggergriffes« (linker Helfer) wird das Becken des Patienten leicht angehoben. Der rechte Helfer schiebt seinen linken Arm unter das entlastete Becken des Patienten, den rechten unter dessen Knie (sog. »Wagenhebergriff«).

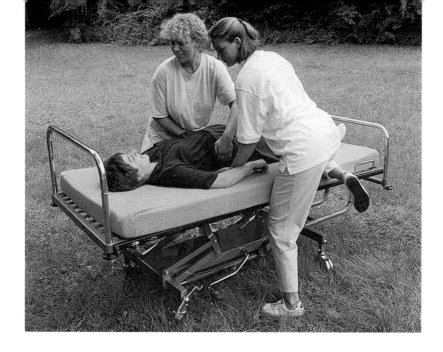

Der linke Helfer löst den »Baggergriff« auf, umfaßt das linke Handgelenk des rechten Helfers und unterstützt mit seinem rechten Arm Kopf und Schulter des Patienten. So wird der Hebevorgang an drei Körperabschnitten des Patienten vorbereitet: an Schultern, Becken und Knien.
Ggf. unterstützt der Patient den Hebevorgang durch aktive Schulter- und Ellbogenfunktion und hakt sich an den Ellbogen der Helfer ein.

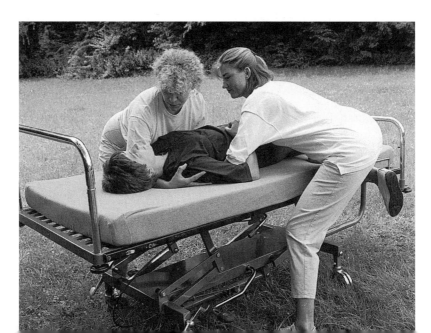

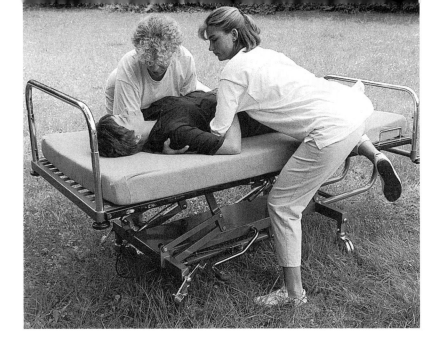

Das Anheben des Patienten erfolgt gleichzeitig an den drei unterstützten Körperabschnitten auf Kommando. Das Verlagern des Patienten in Richtung Kopfende des Bettes erfolgt durch Gewichtsverlagerung der Helfer: weg vom Stützknie – hin zum Standbein.

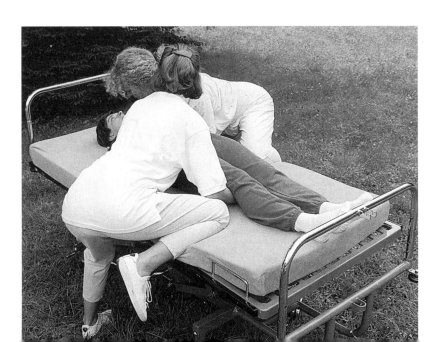

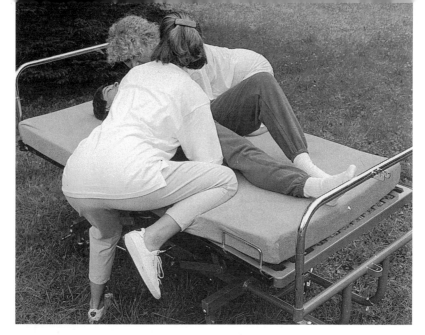

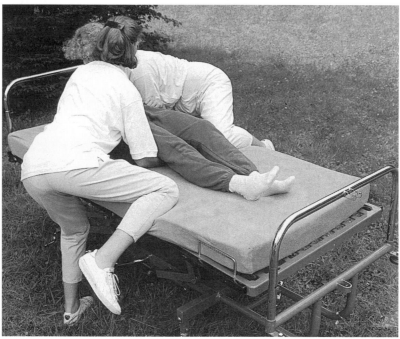

Weitere Mithilfe des Patienten kann ggf. durch Abstützen eines oder beider Beine erfolgen.

3 Anheben eines Patienten aus Rückenlage

mit drei Helfern

z. B.: – zur Vermeidung von Druckstellen
– zum Umbetten
– zum Überwechseln von der Trage auf den Röntgentisch.

So??

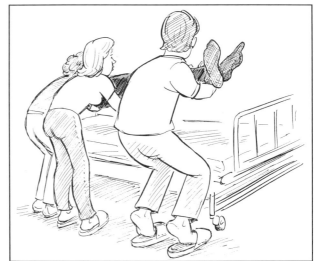

So!!

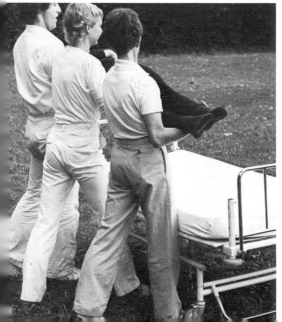

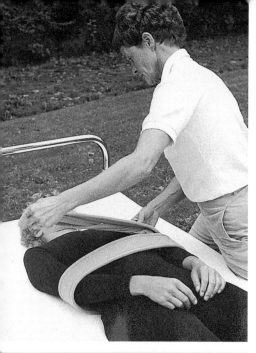

Der Patient liegt in der Mitte des Bettes und verschränkt seine Arme vor seinem Oberkörper, bei bewußtlosen Patienten werden die Arme ggf. mit einer elastischen Binde am Rumpf fixiert.

Durch ein leichtes Anheben des Beckens des Patienten (»Baggergriff«) erleichtert ein Helfer die Plazierung der Unterarme des zweiten Helfers unter dem Rumpf des Patienten.

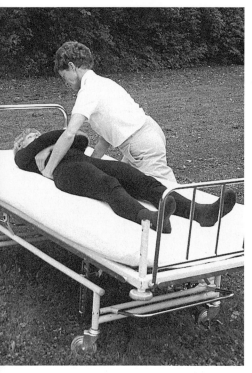

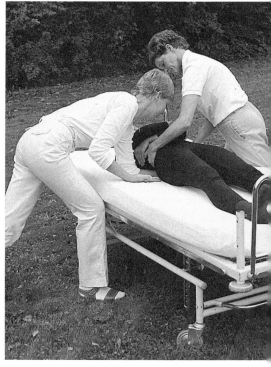

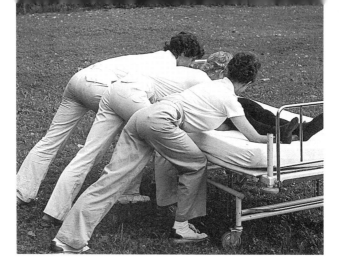

Alle drei Helfer umgreifen Rumpf und Beine des Patienten (»Wagenhebergriff«). Die Schrittstellung aller Helfer ist angepaßt in Richtung Bett, das Hauptgewicht liegt jeweils auf dem vorderen Bein (Standbein), Knie- und Hüftgelenke des Standbeines sind gebeugt, der Kopf wird in Verlängerung des gestreckten Rückens gehalten.

Auf das Kommando »Und ran« ziehen die Helfer durch das Herannehmen der Arme an den Rumpf den Patienten gleichmäßig an die Bettkante – das Hauptgewicht bleibt auf den vorderen Beinen (Unterschiede: gute und schlechte Kopfhaltung der Helfer eins und drei – mangelnde Hüftbeweglichkeit des zweiten Helfers durch zu enge Hosen).

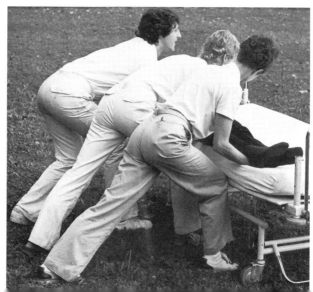

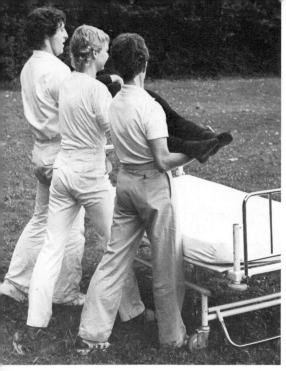

Auf erneutes Kommando »Und hoch« erfolgt das Anheben des Patienten durch Streckung von Hüft- und Kniegelenken der Helfer bei aktiv stabilisiertem Rumpf.

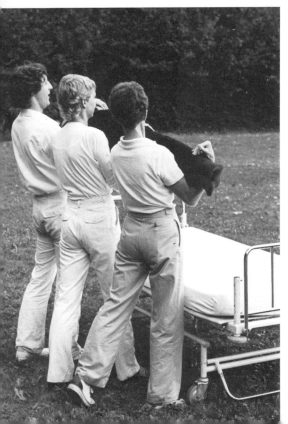

Bei längerem Halten des abgehobenen Patienten (z. B. beim Wechseln der Bettwäsche oder bei Hautkontrollen) kann der Patient zu den Helfern gedreht werden. Dazu ziehen diese ihre gebeugten Arme vermehrt an den Rumpf und belasten bei unveränderter Schrittstellung jeweils beide Beine.

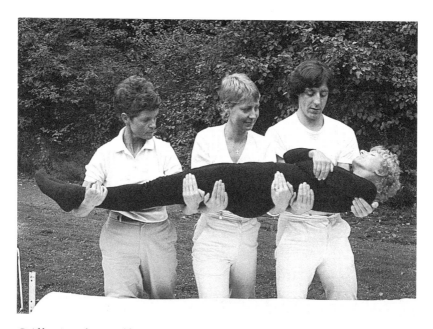

Griffweise der Helfer (»Wagenhebergriff«), die das Verbleiben aller Körperabschnitte des Patienten in seiner Körperlängsachse während des Hebevorganges gewährt.

Das Ablegen des Patienten erfolgt unter Berücksichtigung der obigen Gesichtspunkte in umgekehrter Reihenfolge: Bei aktiv stabilisierter Wirbelsäule beugen die Helfer Hüft- und Kniegelenk des Standbeines und legen den Patienten zunächst an die Bettkante. Auf weiteres Kommando »Und rüber« wird der Patient in die Mitte des Bettes zurückgelegt. Die Helfer ziehen langsam ihre Unterarme unter den Körperabschnitten des Patienten heraus.

4 Übersetzen eines Patienten aus dem Rollstuhl ins Bett

mit zwei Helfern z. B.: vom Rollstuhl — ins Bett
— auf die Behandlungsbank.

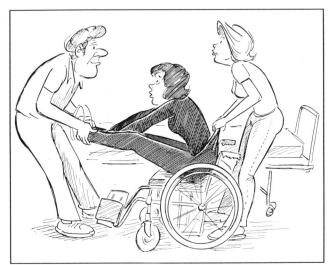

So??

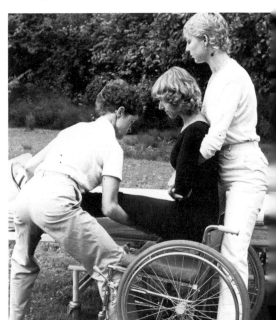

So!!

Der Patient sitzt im Rollstuhl. Ein Helfer steht hinter dem Rollstuhl, ein Knie stützt er auf dem Bett ab, um die eigene Unterstützungsfläche zu vergrößern und seinen Rücken zu entlasten. Er wendet den »Rautek- und Umklammerungsgriff« an.

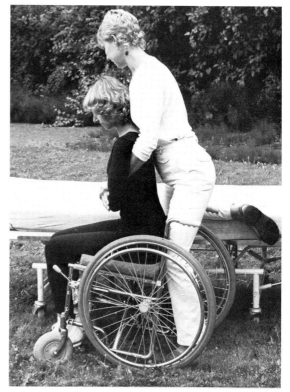

Der zweite Helfer steht vor dem Rollstuhl, möglichst nah an der Sitzfläche, in breiter und niedriger Grätschstellung und umgreift beide Oberschenkel des Patienten möglichst rumpfnah mit der einen Hand, mit der anderen Hand umgreift er dessen Unterschenkel im »Wagenhebergriff«.

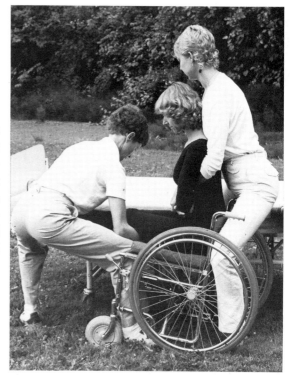

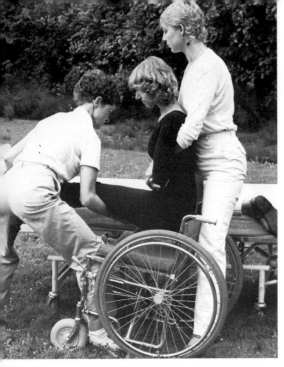

Auf das Kommando »Und – Schultern spannen und hoch« erfolgt der Hebevorgang über die Streckung von Hüft- und Kniegelenken beider Helfer sowie über die Mithilfe des Patienten durch seine aktive Stabilisation der Schultern.

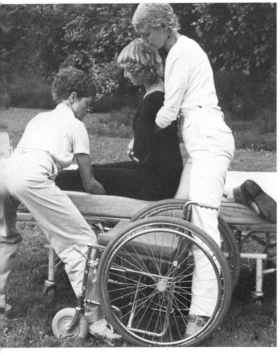

Auf das Kommando »Und rüber« erfolgt der Bewegungsvorgang in Richtung Bett, indem der gemeinsame Stützpunkt der Helfer in Richtung Bett verlagert wird. Der Absetzvorgang des Patienten erfolgt langsam.

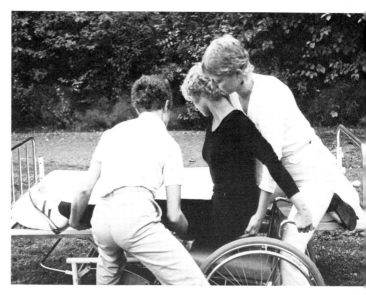

Bei ausreichender Schulter- und Armfunktion des Patienten erfolgt seine Mithilfe über das Abstützen an einem der beiden Handgriffe der Rückenlehne bzw. an der verstärkten Rückenlehne des Rollstuhls selbst.
Fehlt die muskuläre Voraussetzung zur aktiven Mitarbeit des Patienten, wird ein Hebegurt benutzt.

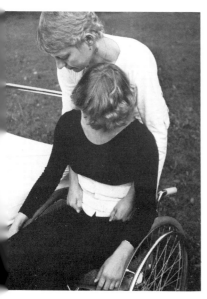
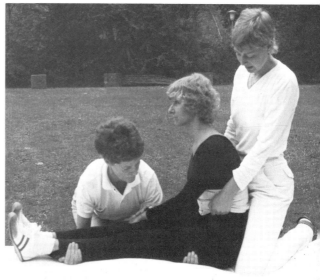

5 Übersetzen aus dem Rollstuhl über die »Wippe«

mit einem Helfer
z. B.: vom Rollstuhl – auf eine Behandlungsbank
– in das Bett oder in das Auto
– auf die Toilette.

(Sitzhöhe des Rollstuhls und des Bettes bzw. der Toilette sollten annähernd gleich sein)

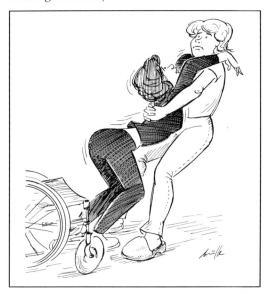

So??

So!!

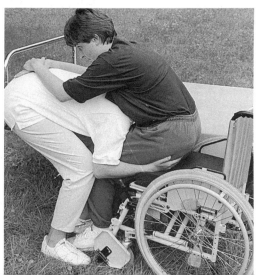

Der Patient sitzt an der Vorderkante des Rollstuhlsitzes, seine Füße stehen auf den Fußrasten des Rollstuhls oder am Boden.

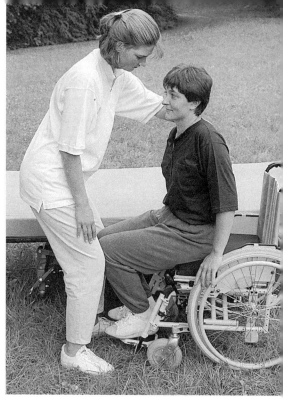

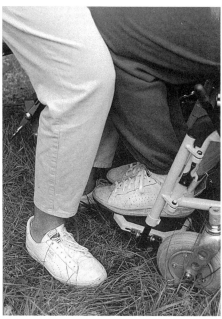

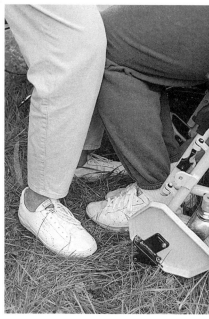

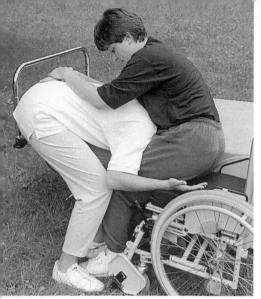

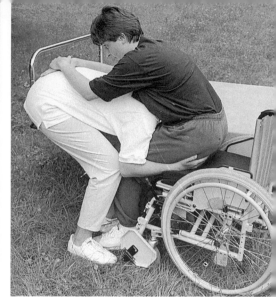

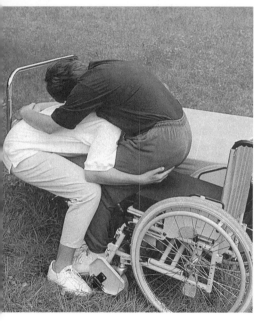

Der Helfer beugt seine Hüft-, Knie- und Fußgelenke und fixiert mit den eigenen Knien die Knie des Patienten. Sodann schiebt der Helfer seinen Kopf neben den Rumpf des Patienten, sein Blick bleibt in Bewegungsrichtung zum Bett frei. Der Patient stützt seinen Oberkörper auf dem Rücken des Helfers ab. Der Helfer schiebt zur Vorbereitung des »Wagenhebergriffes« seine Hände unter das Gesäß des Patienten und stützt sich zur Vorbereitung des Hebevorganges auf den eigenen Knien mit den Ellbogen ab. Der Hebevorgang erfolgt durch den Einsatz des »Wagenhebergriffes« des Helfers und durch gleichzeitiges Senken und Verlagern seines Schwerpunktes.

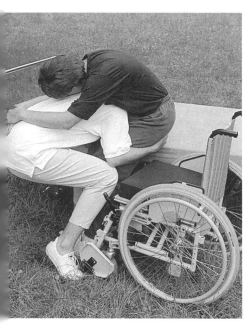 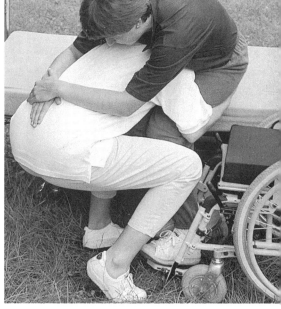

Unter Beibehaltung der Griffe wird durch kontrollierten Schwung der Patient auf dem Bett abgesetzt. Das Hauptgewicht des Patienten ruht über den Schultern des Helfers und über der gemeinsamen Unterstützungsfläche.

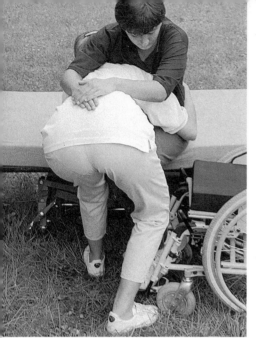
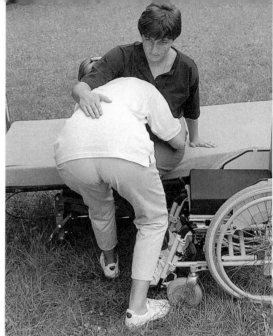

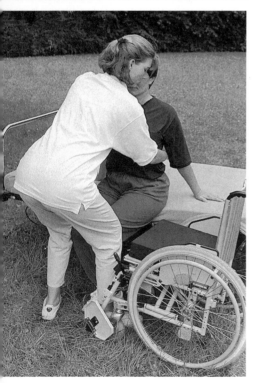

Auflösung der Griffe, wenn der Patient seinen Stütz gefunden hat, Absicherung der Sitzhaltung des Patienten durch den Helfer.

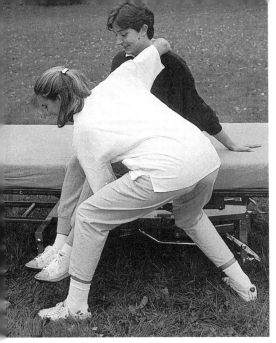
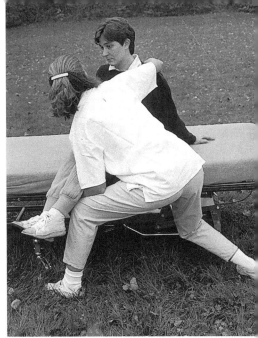

Vorbereitung für die Lagerung der Beine auf das Bett: Absicherung des stabilen Sitzes für den Patienten durch den Helfer. Der Helfer entlastet sich vom Gewicht der Beine des Patienten durch Stütz auf den Ellbogen über dem eigenen Knie seines (linken) Standbeines.

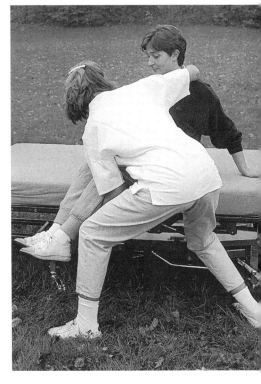

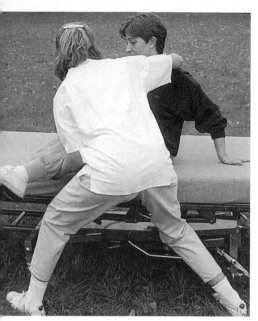
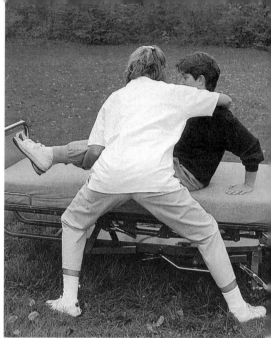
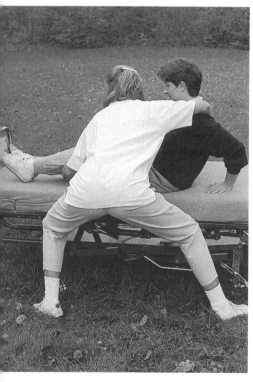

Unter Beibehaltung des Stützes des Patienten und unter Nutzung einer großen Unterstützungsfläche des Helfers werden die Beine des Patienten auf dem Bett gelagert.

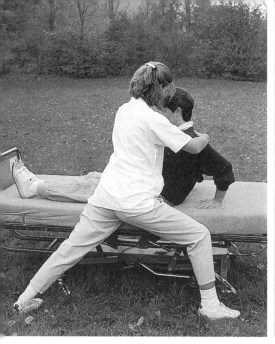 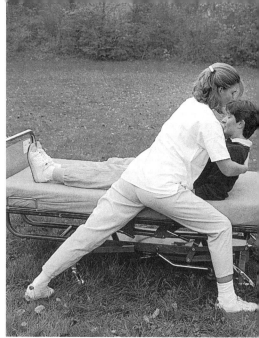

Zum Ablegen des Oberkörpers des Patienten wechselt der Helfer von der Grätsch- in die Schrittstellung. Er sichert den Bewegungsablauf des Patienten in die Rückenlage an dessen Schultern ab und seinen Stand über vermehrte Gewichtsverlagerung auf das eigene (rechte) Standbein.

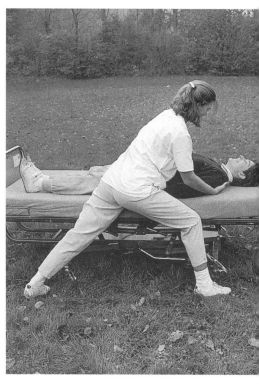

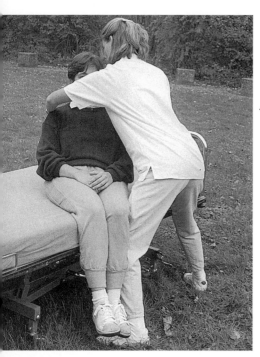
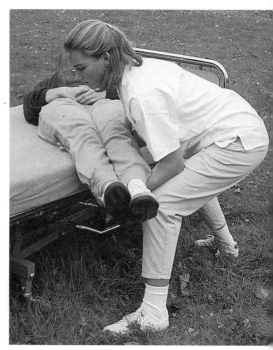
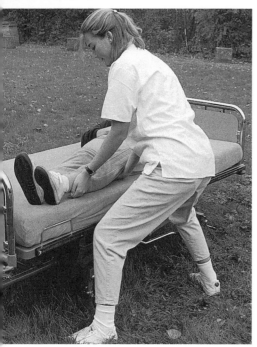
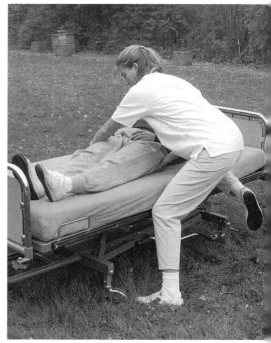

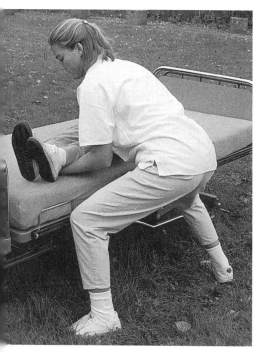

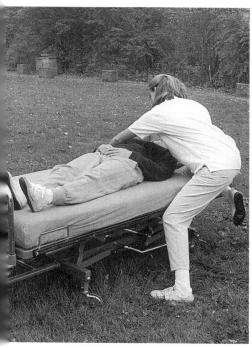

Bei Patienten ohne Stützfunktion der Arme wird ggf. dessen Oberkörper zuerst abgelegt und nachfolgend seine Beine. Zur Lagerung des Patienten in die Bettmitte oder auch für den gesamten Lagevorgang kann der Helfer sich auch mit einem Knie auf dem Bett abstützen.

6 Übersetzen eines Patienten aus dem Rollstuhl

mit einem Helfer über die »Wippe«
und zusätzlichem Gebrauch kleinerer Hilfsmittel (Rutschbrett oder Drehscheibe) bzw. Nutzung geringer Mithilfe des Patienten (Kinn- und Nackenmuskulatur)

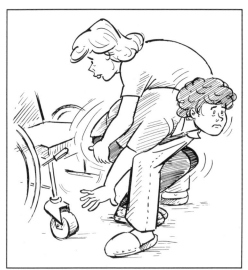

So??

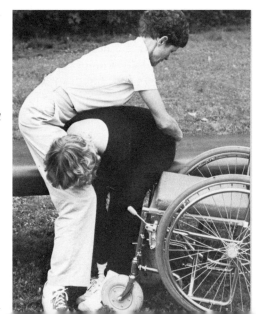

Bei schwergewichtigen Patienten wird das Rutschbrett benutzt.

Herüberrutschen des Patienten, der sich auf den Schultern des Helfers aufstützt. In die Bewegungsrichtung wird der Rumpf des Patienten durch die linke Schulter u. den Nacken des Helfers gestützt.

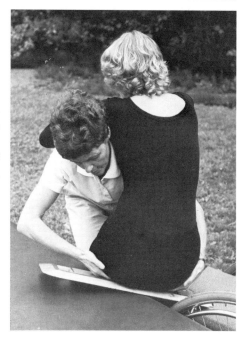

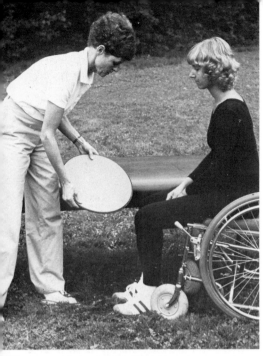

Information des Patienten über die Funktion der Drehscheibe. Diese erleichtert den Drehvorgang für den Helfer und schont die Belastung von Fuß- und Kniegelenken des Patienten.

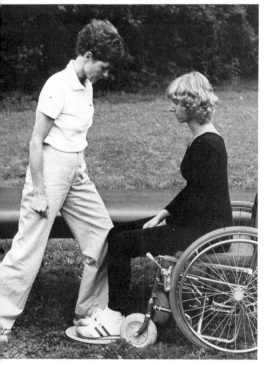

Aufstellen der Füße des Patienten auf die Drehscheibe, Kniekontakt des Helfers mit den zusammengepreßten Knien des Patienten.

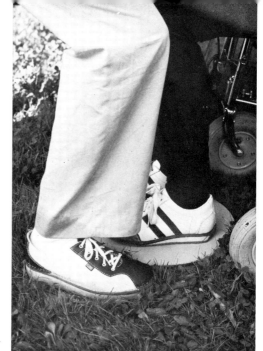

Fußstellung des Patienten auf der Drehscheibe während des Drehvorganges.

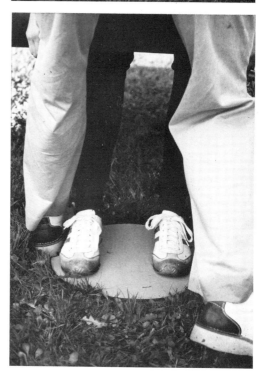

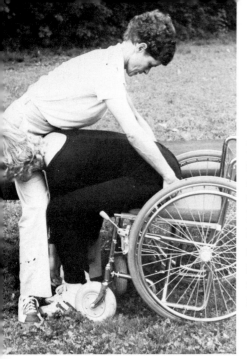

Der Patient sitzt auf der Vorderkante seines Rollstuhls, seine Füße berühren den Boden, der Rumpf ist in Richtung Oberschenkel vorgebeugt, der Patient hakt evtl. sein Kinn auf dem Oberschenkel des Helfers ein. Der Helfer fixiert mit seinen Knien die des Patienten und unterstützt dessen Gesäß. Ein Teil des Gewichtes liegt auf dem Oberschenkel des Helfers.

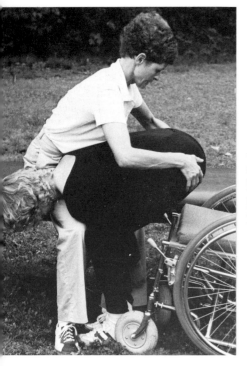

Auf das Kommando »Und hoch« erfolgt der Hebevorgang, u. a. durch vermehrte Beugung der Hüft- und Kniegelenke des Helfers und Heranziehen des Patienten in Richtung Helfer.

Der Bewegungsweg erfolgt durch leichte Drehung des entlasteten Gesäßes des Patienten in Richtung der neuen Unterstützungsfläche. Das Gesäß des Patienten wird langsam abgesetzt und der Patient zum Sitz aufgerichtet.

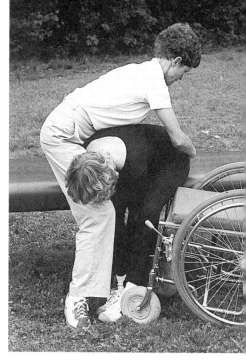

Bei Einschränkung der Hüftflexion des Patienten kann dieser sich mit dem Kinn an der Schulter des Helfers fixieren. Knie gegen Knie wird der Patient vom Sitz hochgehoben, der Helfer senkt seinen Schwerpunkt, der des Patienten wird angehoben und der Patient wird in Richtung Bett oder Behandlungsbank abgesetzt.

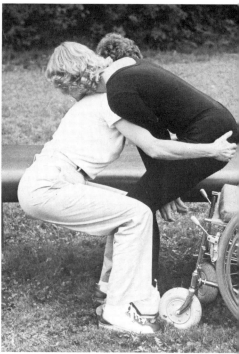

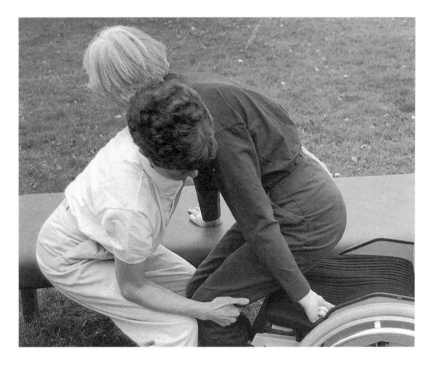

Mithilfe des Patienten durch den Einsatz seiner Schulter – Armfunktion beim Stütz- u. Stemmvorgang.

7 Entlasten des Gesäßes bei längerer Belastung im Rollstuhl

durch einen Helfer

Zur Vermeidung von Druckstellen belasteter Körperabschnitte bei fehlender Oberflächen- und Tiefensensibilität eines Patienten.

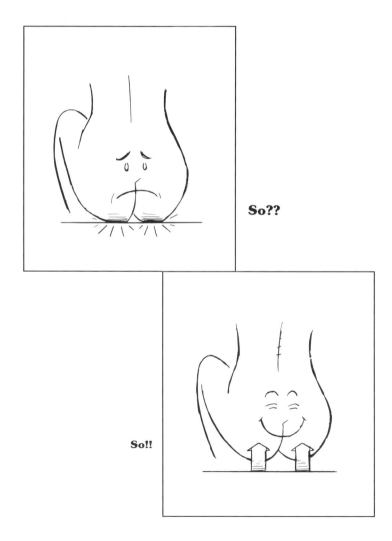

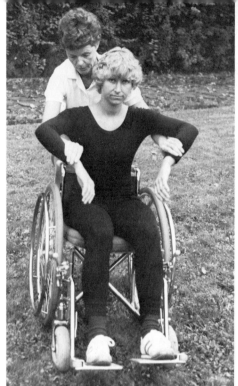 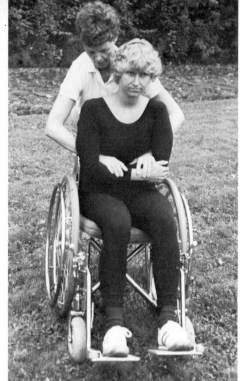

Zur Vorbereitung des »Rautekgriffes« werden die Unterarme des Patienten vor dessen Rumpf vom Helfer zusammengeführt (1. Punctum fixum).

→

Unter Beibehaltung des »Rautekgriffes« wird der Rumpf des Patienten leicht vorgebeugt, gleichzeitig drückt der Helfer seine Unterarme an den Brustkorb des Patienten (2. Punctum fixum).

Auf das Kommando »Und – Schultern nach unten spannen« drückt der Helfer seine Unterarme fest an den Brustkorb des Patienten, gleichzeitig vermehrt er die Knie- und Hüftstreckung des Standbeines und gewinnt somit an Hubhöhe. Dieser Hebevorgang trägt weitgehendst zur Entlastung des Gesäßes bei längerer Rollstuhlbelastung bei. Das Absetzen des Patienten erfolgt vorsichtig bei langsamer rückläufiger Bewegung, anschließend muß die Sitzposition des Patienten kontrolliert werden.

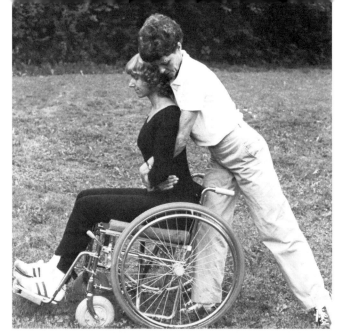

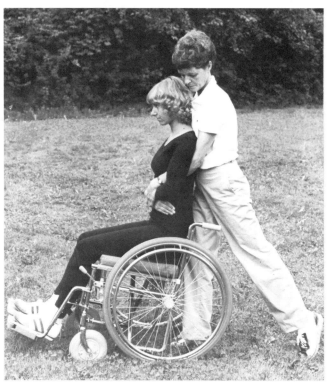

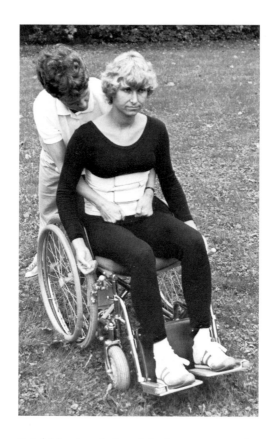

Bei fehlender aktiver Schulterspannung des Patienten wird zusätzlich ein Bauchgurt benutzt. Da der »Rautekgriff« weitgehendst entfällt, wird der Patient vorwiegend über das 2. Punctum fixum im Rollstuhl angehoben.

8 Ankippen eines Patienten bei Auftreten von Kreislaufschwierigkeiten

mit einem bzw. zwei Helfern

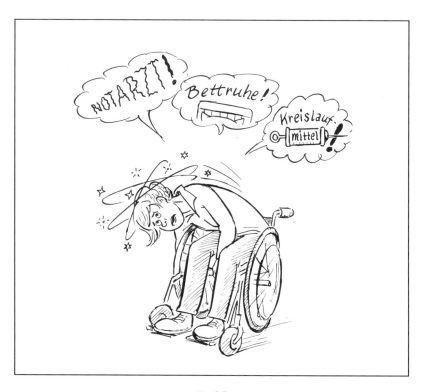

So??

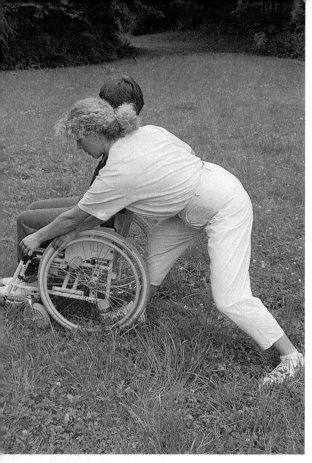

Bremsen feststellen!

Der Helfer steht in Schrittstellung hinter dem Rollstuhl. Über die Handgriffe der Rückenlehne zieht er den Rollstuhl zu sich heran, wobei sich die Vorderräder vom Boden abheben. Auf diese Weise wird der Oberkörper des Patienten im Rollstuhl leicht umgelagert.

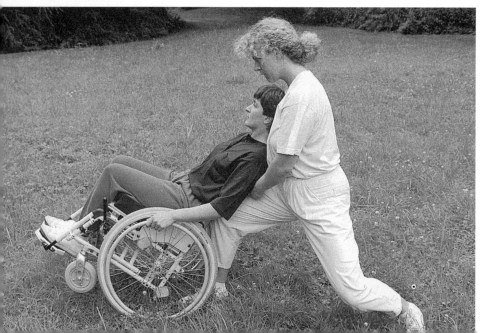

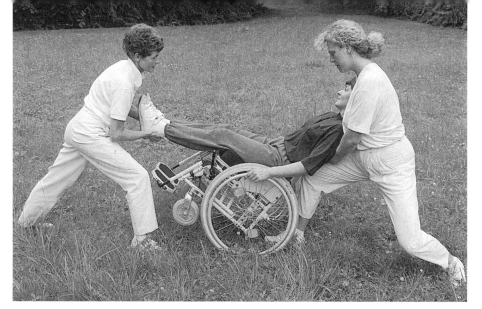

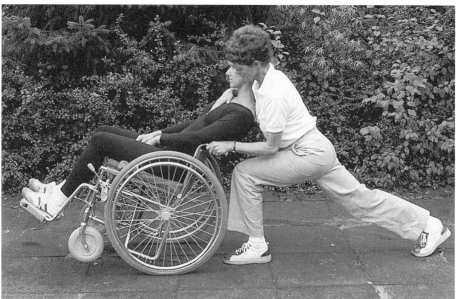

Durch eine zweite Person können ggf. die Beine zusätzlich hochgelagert werden.
Bei Stabilisierung des Kreislaufes des Patienten wird der Rollstuhl wieder in die Ausgangsposition gebracht. Während des Bewegungsablaufes sichert der Helfer die Sitzposition des Patienten in die Bewegungsrichtung ab, z. B. über dessen Brustbein.

9 Überwinden einer Bordsteinkante mit dem Rollstuhl

durch einen Helfer

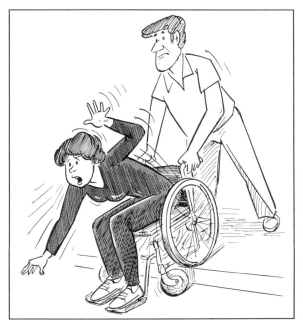

So??

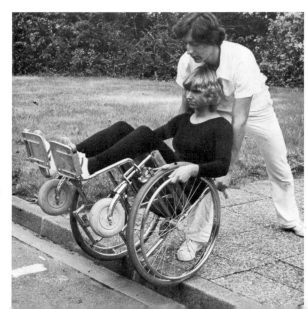

So!!

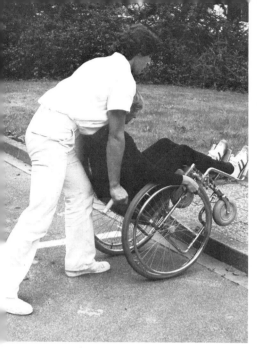
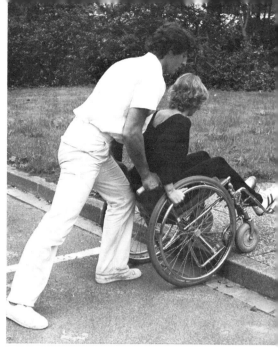

– Aufwärts – der Rollstuhl wird »gekippt« an die Bordsteinkante gefahren.
Die Vorderräder des Rollstuhls werden auf dem höheren Niveau aufgesetzt und der Helfer schiebt den Rollstuhl in die Bewegungsrichtung.

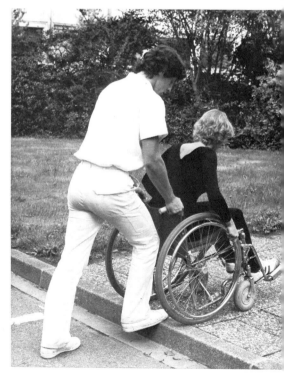

Der Patient unterstützt ggf. den Bewegungsvorgang an den Greifreifen und beugt seinen Rumpf in Bewegungsrichtung vor.

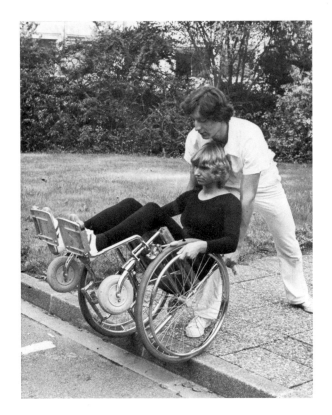

– Abwärts – der Helfer vergrößert durch breite Schrittstellung für den Bewegungsweg seine eigene Stabilität und kippt den Rollstuhl auf die Hinterräder. Anschließend läßt er den Rollstuhl auf den Hinterrädern langsam die Stufe abwärts rollen. Erst dann werden die Vorderräder langsam auf den Boden aufgesetzt.
Der Patient unterstützt den Bremsvorgang evtl. an den Greifreifen oder an verlängerten Bremshebeln. Auf gleiche Weise kann auch das Bergabfahren in steilem Gelände durchgeführt werden.

10 Transport eines Patienten im Rollstuhl über die Treppe

mit einem, zwei oder drei Helfern

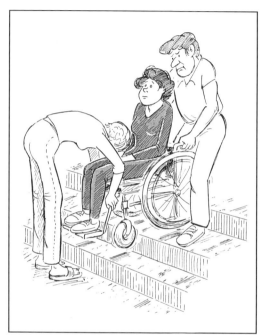

So??

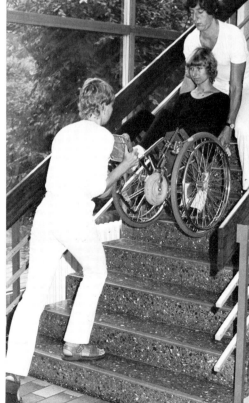

So!!

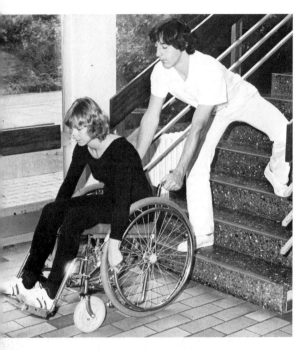

Treppe aufwärts – Patient und Helfer stehen mit dem Rücken zur Treppe – also entgegengesetzt zur Bewegungsrichtung – der Helfer steht in breiter Grätschstellung über ein bis zwei Stufen.

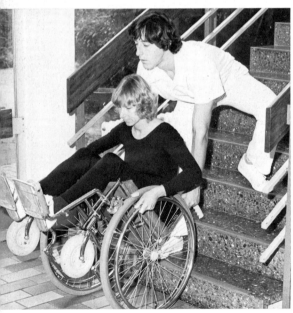

»Ankippen« des Rollstuhls unter Mithilfe des Patienten an den Greifreifen. Der Helfer senkt seinen Schwerpunkt, um Stabilität zu gewinnen durch Beugung seiner Hüft- und Kniegelenke.

Das Heraufziehen des Rollstuhls auf die nächsthöhere Stufe erfolgt gemeinsam von Patient und Helfer. Für den Bewegungsweg werden Schwung über das Rollen der Räder sowie Reibung gegen den Treppenabsatz genutzt. Der Patient zieht mit seinen Armen den Rollstuhl rückwärts, der Helfer den Rollstuhl aufwärts.

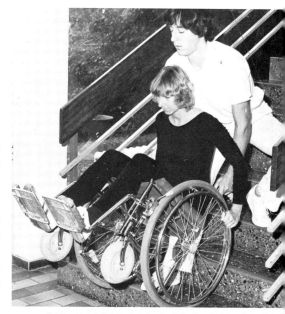

Treppe abwärts/vorwärts – der Patient und der Helfer befinden sich gleichsinnig zur Bewegungsrichtung und der Rollstuhl wird in gekippter Stellung langsam von Stufe zu Stufe heruntergerollt. Die Beschleunigung des Rollstuhls wird gebremst durch vermehrte Rücklage des Helfers sowie durch Senken seines Schwerpunktes in Richtung Treppenstufe. Zusätzlich unterstützt der Patient den Bremsvorgang über die Greifreifen seines Rollstuhls bzw. über die Bremsen.

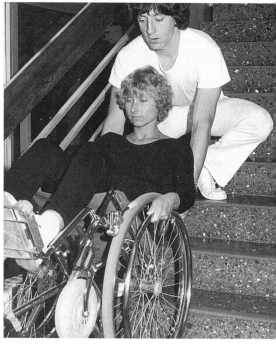

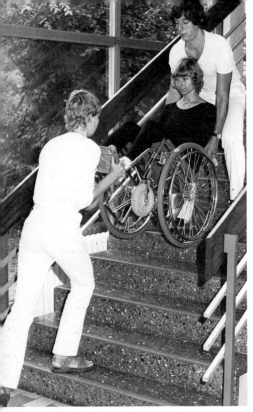

Treppe aufwärts durch zwei Helfer –
Fühlt sich ein Helfer zu unsicher, den Patienten über mehrere Stufen zu transportieren oder hat der Patient zur aktiven Mithilfe nicht die muskulären Voraussetzungen, wird ein zweiter Helfer hinzugezogen. Der zweite Helfer unterstützt den Bewegungsvorgang auf der Treppe am Gestänge des Rollstuhls in Höhe der Fußrasten. Beide Helfer müssen darauf achten, daß die Kippstellung des Rollstuhls während des Transportes von Stufe zu Stufe unverändert bleibt, d. h. »im labilen Gleichgewicht«. Jede Veränderung der Kippstellung geht zu Lasten eines der beiden Helfer während des körperlich schwierigen Transportes.

Merke:

– Überprüfe auf jeder Stufe die Kippstellung des Rollstuhls!
– Überprüfe auf jeder Stufe die Stellung deiner Füße.
– Plane eine Schritt-Grätschstellung über zwei bis drei Stufen.
– Koordiniere auf jeder Stufe neu die labile Stellung des Rollstuhls.

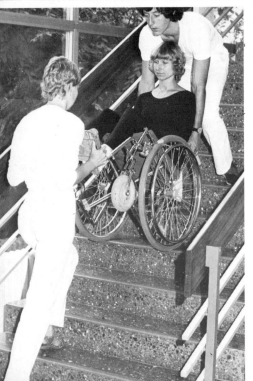

Treppe abwärts/rückwärts – 1 Helfer, gute aktive Mitarbeit des Patienten.

Helfer und Patient befinden sich gegensinnig zur Bewegungsrichtung, der Rollstuhl wird rückwärts in Kippstellung die Treppe langsam Stufe für Stufe heruntergerollt.

Der Helfer steht in breiter Schrittstellung über mehrere Stufen und sichert die Kippstellung des Rollstuhles. Beim Abwärtsrollen des Rollstuhles unterstützt der Helfer den Bremsvorgang durch die Vorlage seines Rumpfes, also gegensinnig zur Bewegungsrichtung des Rollstuhles, während der Patient den Rollstuhl an den Greifreifen oder Bremshebeln abbremst.

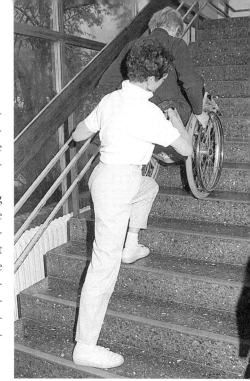

Treppe aufwärts – 3 Helfer –

Der Helfer hinter der Rückenlehne garantiert die notwendige Kippstellung des Rollstuhles und unterstützt den Beschleunigungs- bzw. Bremsvorgang des Rollstuhles während des Transportes.

Die beiden zusätzlichen Helfer fassen den Rollstuhl am Gestänge der Fußrasten und an den Greifreifen. Mit dieser Griffhaltung bremsen sie die Beschleunigung beim Treppabwärtsrollen bzw. nutzen den Schwung und Reibung der großen Räder des Rollstuhles beim Aufwärtstransport.

Merke:

Dieser Transport stellt körperlich an die Helfer nur geringe Anforderungen, setzt aber ein gut abgesprochenes Aktionskommando voraus, durch eine der beteiligten Personen!

Er eignet sich nur für breite Treppen in öffentlichen Gebäuden, Schulen oder Parks.

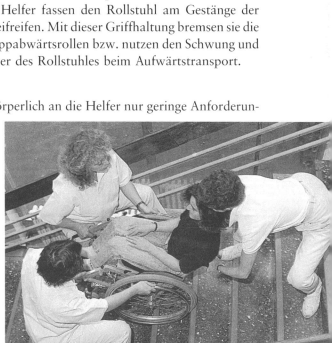

Schematische Darstellung zum Transport des Rollstuhles über zwei Stufen (aufwärts)

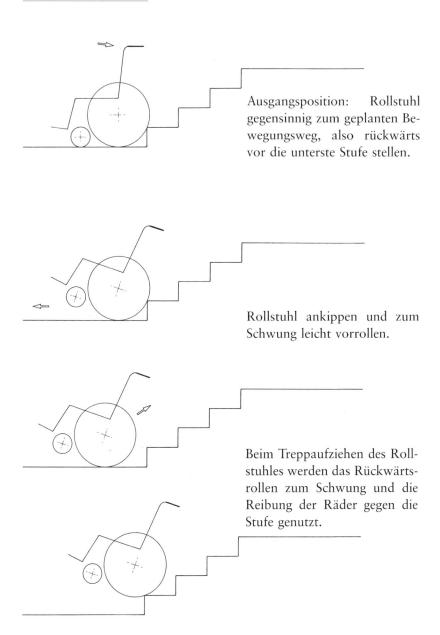

Ausgangsposition: Rollstuhl gegensinnig zum geplanten Bewegungsweg, also rückwärts vor die unterste Stufe stellen.

Rollstuhl ankippen und zum Schwung leicht vorrollen.

Beim Treppaufziehen des Rollstuhles werden das Rückwärtsrollen zum Schwung und die Reibung der Räder gegen die Stufe genutzt.

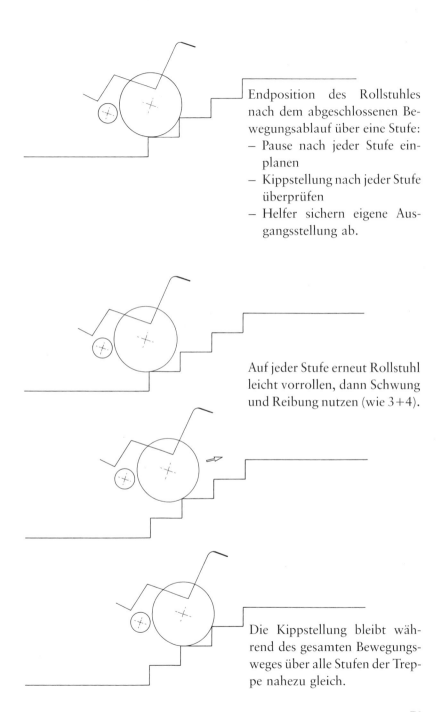

Endposition des Rollstuhles nach dem abgeschlossenen Bewegungsablauf über eine Stufe:
– Pause nach jeder Stufe einplanen
– Kippstellung nach jeder Stufe überprüfen
– Helfer sichern eigene Ausgangsstellung ab.

Auf jeder Stufe erneut Rollstuhl leicht vorrollen, dann Schwung und Reibung nutzen (wie 3+4).

Die Kippstellung bleibt während des gesamten Bewegungsweges über alle Stufen der Treppe nahezu gleich.

11 Tragen eines Patienten (Australischer Hebegriff)

mit zwei Helfern

z. B.: – vom Bett auf den Duschstuhl oder die Duschgondel
– vom Rollstuhl eine Wendeltreppe hinauf
– vom Rollstuhl in die nicht rollstuhlgerechte Wohnung
– vom Rollstuhl auf einen Sitz im Autobus.

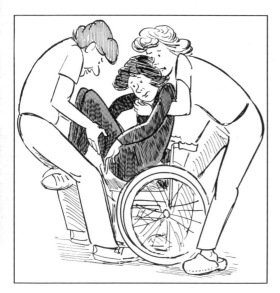

So??

So!!

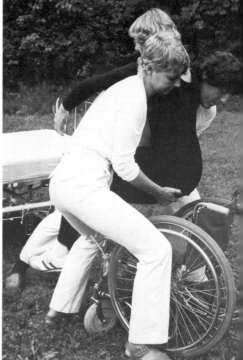

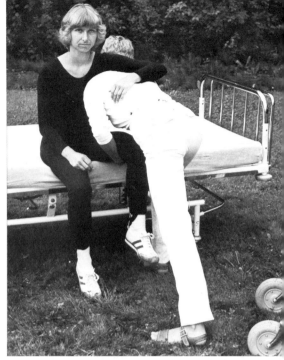

Der Patient sitzt an der Bettkante, sein Oberkörper ist leicht vorgeneigt. Zunächst steht ein Helfer in Schrittstellung seitlich frontal zum Patienten und umgreift dessen Oberschenkel und Gesäß. Der zweite Helfer verfährt ebenso.

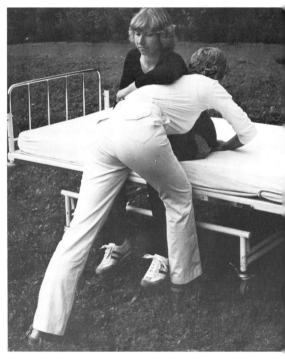

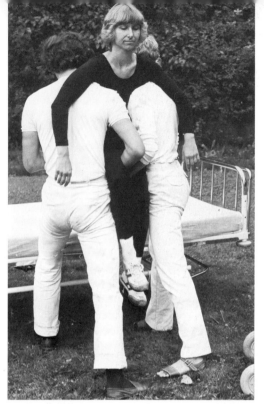

Auf das Kommando »Und – Schultern herunterspannen und heben« erfolgt der gemeinsame Hebevorgang durch Streckung von Hüft- und Kniegelenken der Helfer und dem Ausbalancieren des Schwerpunktes über der neuen Unterstützungsfläche. Der Patient lehnt seinen Oberkörper während des Hebe- und Tragevorganges gegen die Schultern beider Helfer.

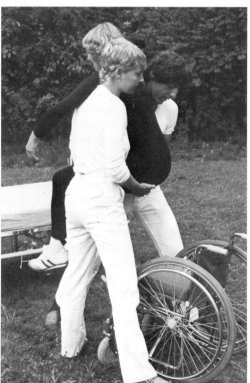

Bei unveränderter Haltung des Patienten erfolgt die Änderung der Heberichtung durch kleine Schritte (seit-, vor- und rückwärts) der Helfer in vorgeplanter Schrittfolge. Vermeide jede ruckhafte Drehbewegung in der Wirbelsäule!

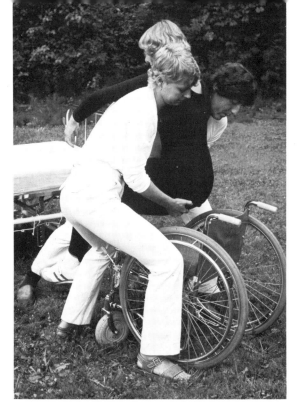

Das Absetzen des Patienten erfolgt langsam unter Sichtkontrolle der Helfer, durch Beugung ihrer Hüftgelenke bei stabilisiertem Rumpf.

Merke:
Erkläre dem Patienten vor dem Hebevorgang deine Griffweise und den Bewegungsweg, da er mit dem Rücken zur Bewegungsrichtung getragen wird!

12 Anwendung des Australischen Hebegriffes beim Heben eines Patienten vom Boden in den Rollstuhl

mit zwei Helfern

z. B.: – beim Mattenturnen
– von der Wiese in ein Schwimmbecken
– bei Sturz aus dem Rollstuhl.

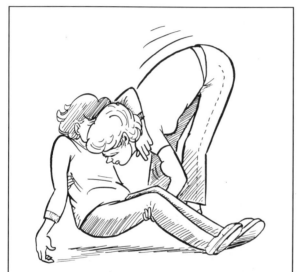

So??

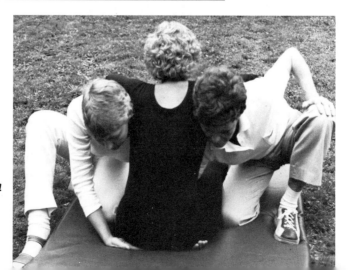

So!!

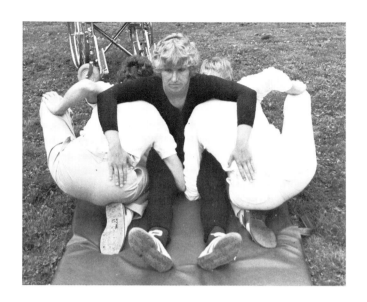

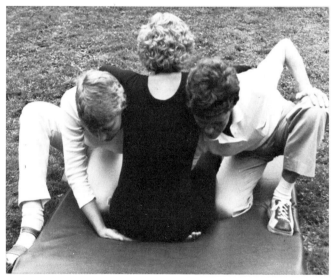

Der Patient sitzt im Langsitz. Die Ausgangsstellung der Helfer (halber Hackensitz) stellt eine extreme Anforderung an die Helfer in bezug auf ihre Muskelleistung und ihre Koordination während des Hebe- und Tragevorganges. Die Griffweise des Patienten und der Helfer entsprechen der Anleitung 11.

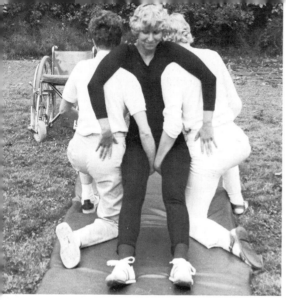

Auf das Kommando »Und – Schultern spannen und vor« erfolgt der Wechsel der Helfer in den halben Kniestand. Ggf. kann sich der Patient aktiv bei dem Hebevorgang auf den Schultern der Helfer abstützen.

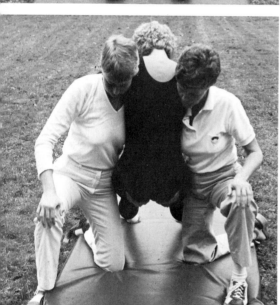

Auf das Kommando »Spannung halten und hoch« stützen sich beide Helfer an ihren Knien hoch und vor. Durch die Streckung ihrer Hüft- und Kniegelenke erfolgt der weitere Hebevorgang. Der weitere Transport des Patienten erfolgt wie in Abb. S. 76 beschrieben.

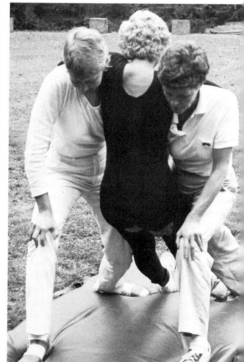

13 Aufsetzen eines Patienten in den Rollstuhl vom Boden

mit zwei Helfern

z. B.: – beim Mattenturnen
– von der Wiese in ein Schwimmbecken
– bei Sturz aus dem Rollstuhl.

Bei Sturz aus dem Rollstuhl werden Zusatzverletzungen und Bewußtseinsveränderungen des Patienten zunächst ausgeschlossen. Der Rollstuhl wird in extrem gekippter Stellung neben den Patienten gestellt.

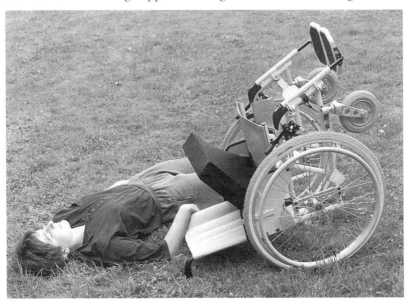

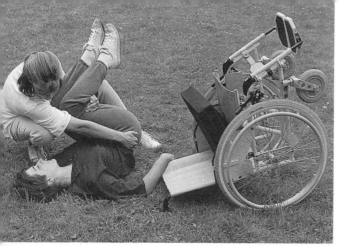

Einer der Helfer beugt beide Beine des Patienten in Hüft- und Kniegelenken vorsichtig an und hebt das Becken vom Boden ab. Der zweite Helfer schiebt den gekippten Rollstuhl unter das Becken des Patienten. Anschließend werden die Bremsen des Rollstuhls festgestellt.

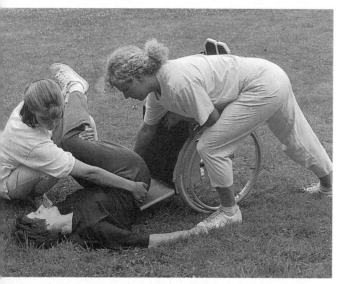

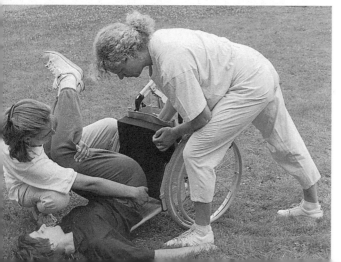

Ausgangsstellung des Patienten für den Aufrichtevorgang: die Unterschenkel liegen auf dem Wadenband, die Oberschenkel auf dem Sitzkissen und Hüft- und Kniegelenke sind gebeugt.

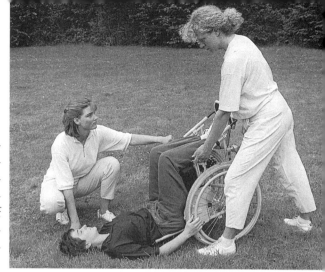

Beide Helfer fassen den Rollstuhl am Handgriff der Rückenlehne und unterstützen zunächst Kopf und Schultern des Patienten für den Beginn des Aufrichtevorganges.

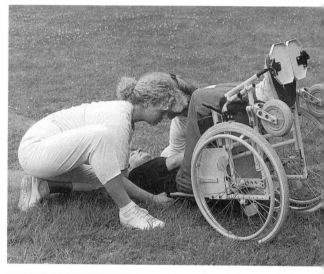

Im weiteren Verlauf des Aufrichtevorganges übernimmt ein Helfer weiterhin die Absicherung des Patienten, während der zweite Helfer den Aufrichtevorgang am Rollstuhlgestell selbst unterstützt.

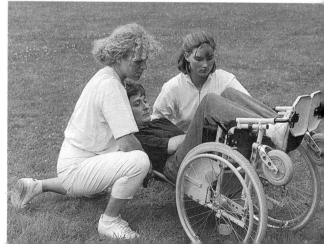

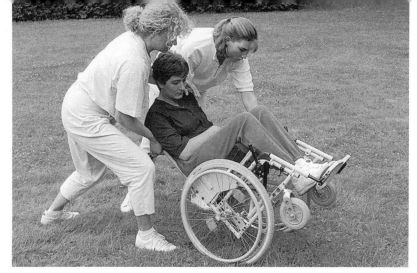

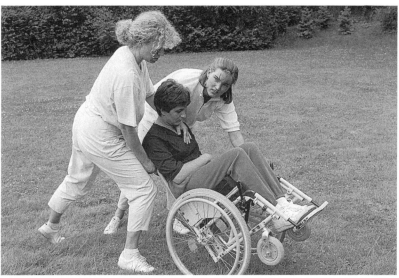

Durch die gemeinsame Veränderung der Ausgangsstellung der Helfer vom halben Kniestand zum Stand sowie ihrer Gewichtsverlagerung über die Unterstützungsfläche in Richtung Standbein wird die Sitzfläche des Rollstuhls über die gebremsten großen Räder aufgerichtet bis die kleinen Räder den Boden berühren.

Merke:
Patienten mit guter Hand- und Schultergürtelfunktion können über den Greifreifen den Aufrichtevorgang unterstützen und den zweiten Helfer dadurch ersetzen.

14 Vorstellung der dargestellten kleineren Hilfsmittel

Der Bauchgurt

Die Anwendung des Bauchgurtes empfiehlt sich bei schmerzhaft eingeschränkten Schultern sowie bei Lähmungen und Verletzungen im Schulterbereich. Auf diese Weise werden Zug oder Druck in diesem empfindlichen und nicht belastbaren Körperabschnitt vermieden.
Der Gurt wird für jeden Patienten individuell verordnet (Länge: Umfang des Patienten, Breite: Abstand Brustbeinspitze/Beckenkämme) und kann in jeder orthopädischen Werkstatt angefertigt werden.

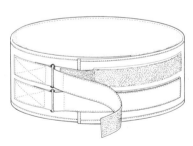
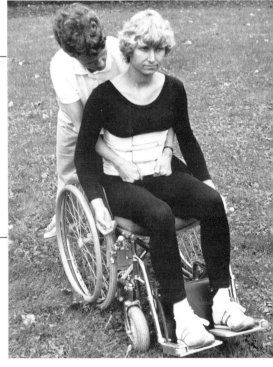

Die Drehscheibe

Die Drehscheibe beschleunigt bei körperlich schweren Patienten den Vorgang der horizontalen Drehung. Liegt bei dem zu Hebenden eine zusätzliche Verletzung im Bereich der Fußgelenke vor, gewährleistet dieses Hilfsmittel einen schonenden Drehvorgang bei gleichmäßig paralleler Ausgangs- und Endstellung der Füße.
Dieses Hilfsmittel kann über jedes Sanitätshaus angefordert werden.

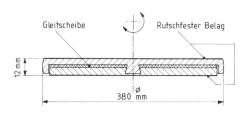

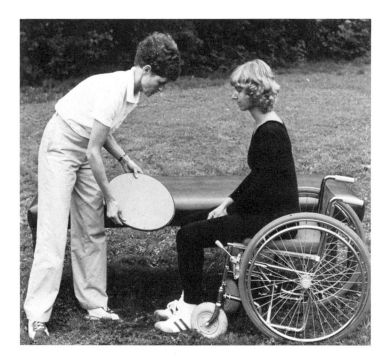

Das Rutschbrett

Das Rutschbrett gewährt bei körperlich schweren Patienten sowie bei nicht voll belastbaren Helfern eine schonende Arbeitsweise. Der Helfer übernimmt nur einen Teil des Patientengewichtes während des Rutschvorganges und der Bewegungsweg wird durch häufiges Absetzen des Patienten in kleine Abschnitte aufgeteilt.
Dieses Hilfsmittel läßt sich leicht selbst herstellen oder kann nach den angegebenen Maßen bei jedem Tischler in Auftrag gegeben werden.

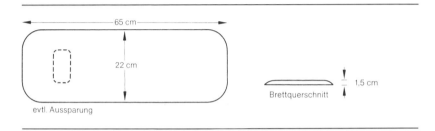

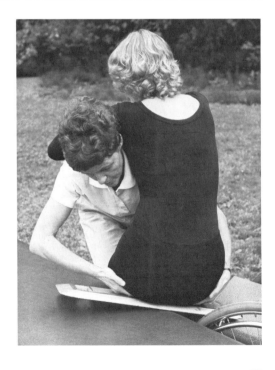

15 Physikalische und funktionell-anatomische Gesichtspunkte zum »richtigen« Heben

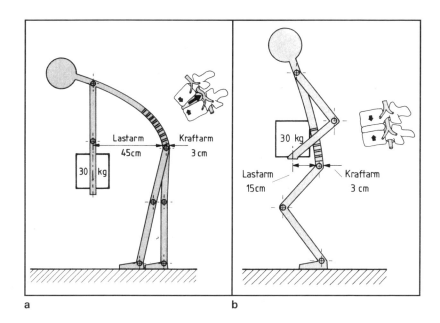

a b

In den vorausgegangenen Anleitungen wurden verschiedene Möglichkeiten dargestellt, um durch kräftesparendes Arbeitsverhalten beim Heben und Tragen zur schonenden Körperhaltung anzuregen. Durch fachgerechte Unterweisung und durch ständiges Üben ist dieses Arbeitsverhalten erlernbar. Eine Übertragbarkeit auf veränderte Situationen ergibt sich durch das Verständnis physikalischer und funktionell-anatomischer Gesichtspunkte beim richtigen Heben.

Die Zeichnungen a und b veranschaulichen den unterschiedlichen Kraftaufwand beim Heben einer Last in Abhängigkeit von der eingenommenen Körperhaltung:

– Nach dem Hebelgesetz:

Kraft × Kraftarm = Last × Lastarm

ergibt sich aus den angenommenen Werten für

a) $X \times 3 = 30 \times 45$
    $X = 450\,\text{kg}$
b) $X \times 3 = 30 \times 15$
    $X = 150\,\text{kg}$

d. h. allein durch die Verkürzung des Lastarmes ergibt sich beim Heben der gleichen Last eine Differenz von 300 kg als Folge der unterschiedlichen Haltung des Rumpfes.

<u>Beachte</u>

— Beim Heben mit aufgerichtetem Oberkörper wird der Druck durch das Gewicht der Last gleichmäßig über alle Bewegungssegmente der Wirbelsäule verteilt. Einer Überlastung bzw. Schädigung des Bandscheibengewebes, der Wirbelgelenke oder der Nerven einzelner Bewegungssegmente wird so vorgebeugt.

— Erfolgt das Anheben durch die Anspannung möglichst vieler Muskelgruppen, wird die Muskelarbeit von Nacken-, Rumpf-, Arm- und Beinmuskulatur erbracht. Die vorwiegende Arbeitsleistung allein durch die Rückenstrecker führt u. a. zur Daueranspannung und zur Übermüdung dieser Muskeln (s. a.).

— Durch die Beugung von Hüft-, Knie- und Fußgelenken wird der Körperschwerpunkt des Hebenden nach unten verlagert und somit seine Stabilität während des Hebevorgangs vergrößert.

— Durch das Anwinkeln der Arme wird die Last körpernah innerhalb der Unterstützungsfläche des Hebenden getragen. Diese Armhaltung, verbunden mit der aufrechten Haltung des Rumpfes, unterstützt zusätzlich seine Stabilität (s. b.).

Erläuterung physikalischer Gesichtspunkte zur Anleitung Nr. 5 Seite 40.

Aufgabe

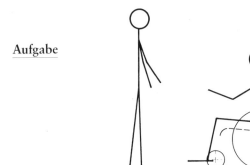

der Helfer (H) soll den Patienten (P) von seinem Rollstuhl ins Bett übersetzen.

1. Günstige Hebebedingungen finden:

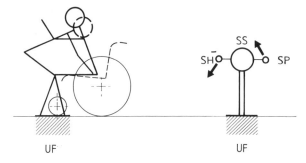

- der Schwerpunkt des Helfers (SH) und der des Patienten (SP) bilden beim Heben ein gemeinsames Kräftesystem, symbolisiert durch den Systemschwerpunkt (SS). In jeder Phase des Hebevorganges muß sicher gestellt werden, daß der Systemschwerpunkt (SS) über der gemeinsamen Unterstützungsfläche (UF) liegt.

2. Hebevorgang erleichtern:
    - die Füße des Patienten auf den Boden stellen, um einen Teil des Patientengewichtes auf die Unterstützungsfläche zu übertragen
    - den Patienten an die Kante des Rollstuhls vorsetzen, um den Lastarm zu verkürzen

- den Oberkörper des Patienten vorneigen, um seinen Eigenschwerpunkt (SP) in Richtung Systemschwerpunkt (SS) vorzubringen
- die Knie des Patienten durch die Knie des Helfers fixieren, um während des Hebevorganges die Gewichtsübertragung auf die Unterstützungsfläche (UF) beizubehalten
- die Unterstützungsfläche des Helfers wird durch leichte Grätschstellung vergrößert
- durch Beugung seiner Hüft- u. Kniegelenke wird der Schwerpunkt des Helfers (SH) über der gemeinsamen Unterstützungsfläche (UF) gesenkt und nach hinten verlagert.

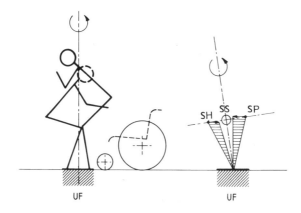

3. Hubarbeit leisten:
   - wichtige Voraussetzungen für eine günstige Kraftentwicklung des Helfers ist das Anspannen der ventralen und dorsalen Nacken- und Rumpfmuskulatur (aktive Stabilisation der gesamten Wirbelsäule)
   - die notwendige Hubarbeit erfolgt vorwiegend durch die Aktivierung der Hüft- und Beinmuskulatur des Helfers
   - ein weiterer Teil der Hubarbeit wird durch die Hebelwirkung erzeugt, wobei die Knie des Helfers und des Patienten als »Drehpunkt« dienen
   - während der Hubarbeit wird der Schwerpunkt des Helfers (SH) weiter gesenkt (Knie nie unter 90° beugen), der Schwerpunkt des Patienten (SP) angehoben, um die Stabilität über der gemeinsamen Unterstützungsfläche (UF) während des Hebevorganges aufrecht zu halten und um den Hebevorgang zu erleichtern.

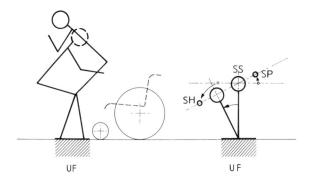

4. Horizontale Drehung vollziehen:
   – unter Beihaltung der Gleichgewichtslage wird in der horizontalen Ebene die Drehung vollzogen.

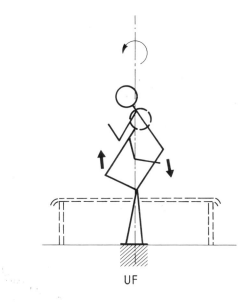

5. Zuordnen einer neuen Unterstützungsfläche für den Patienten:
   – beim Absetzen des Patienten über der neuen Unterstützungsfläche bewegen sich die Schwerpunkte SS, SP, SH in umgekehrter Richtung.
   – H leistet exzentrische Muskelarbeit in Hüft- u. Kniegelenken unter Beibehaltung der aktiven Stabilität seines Rumpfes.

Literaturhinweise

Abermeht, L.
»Sicher arbeiten – richtiges Heben und Tragen in der Krankenpflege«
Sonderheft der Zeitschrift »Die Diakonie«, Jahrg. 1976, S. 3–36.

Cotta, H.
»Der Mensch ist so jung wie seine Gelenke«
R. Piper & Co. Verlag, München, 2. Aufl. 1981.

Eklundh, M.
»Achte auf deinen Rücken«
Pflaum Verlag, München, 2. Aufl. 1979.

Pietron, H.
»Hebetechniken im Rahmen des Übersetzens von Behinderten«
Medizinisch-orthopädische Technik, 100 (1980) S. 156–162.

Pietron, H.
»Hilfe zum Heben des Kranken«
Grundlagen der Krankengymnastik, Bd. I.
Thieme Verlag, Stuttgart, 1982, S. 268–287.

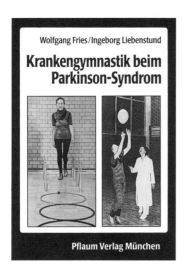

Wolfgang Fries / Ingeborg Liebenstund

Krankengymnastik beim Parkinson-Syndrom

Ein Leitfaden zur Bewegungstherapie
240 Seiten mit 134 Abbildungen,
kartoniert,
ISBN 3-7905-0605-2

In der Bundesrepublik leiden mehr als 100 000 eher ältere Menschen am Parkinsonschen Syndrom. Dieses Buch weist der krankengymnastischen Behandlung eine entscheidende Rolle bei der Aufgabe zu, Mobilität und Selbständigkeit des Parkinson-Patienten möglichst lange zu erhalten. Schon beim beginnenden Parkinson-Syndrom kann eine regelmäßige Bewegungstherapie zur Bewältigung von Hypokinese, Rigor und Tremor erheblich beitragen. Die Pflegebedürftigkeit kann in der Spätphase durch Förderung der motorischen Selbständigkeit hinausgezögert werden.

Das Buch führt in einem theoretischen Teil ausführlich in die medizinischen Grundlagen des Parkinson-Syndroms ein. Der praktische Teil gibt dem Behandler detaillierte und durch zahlreiche Illustrationen unterstützte Anleitungen zur Übungsbehandlung. Den Möglichkeiten der Gruppentherapie und den krankengymnastischen Maßnahmen auf der Intensivstation sind eigene Kapitel gewidmet. Eine Aufstellung praktischer Hilfen für den Alltag und Empfehlungen für Patienten, Angehörige und Krankengymnasten runden das Buch ab.

Pflaum Verlag München

Richard Pflaum Verlag GmbH & Co. KG
München · Bad Kissingen · Baden-Baden
Berlin · Düsseldorf · Heidelberg

Pflaum Buchverlag · Postfach 19 07 37
8000 München 19 · Telefon (089) 126 07-233
Telefax (089) 126 07-200